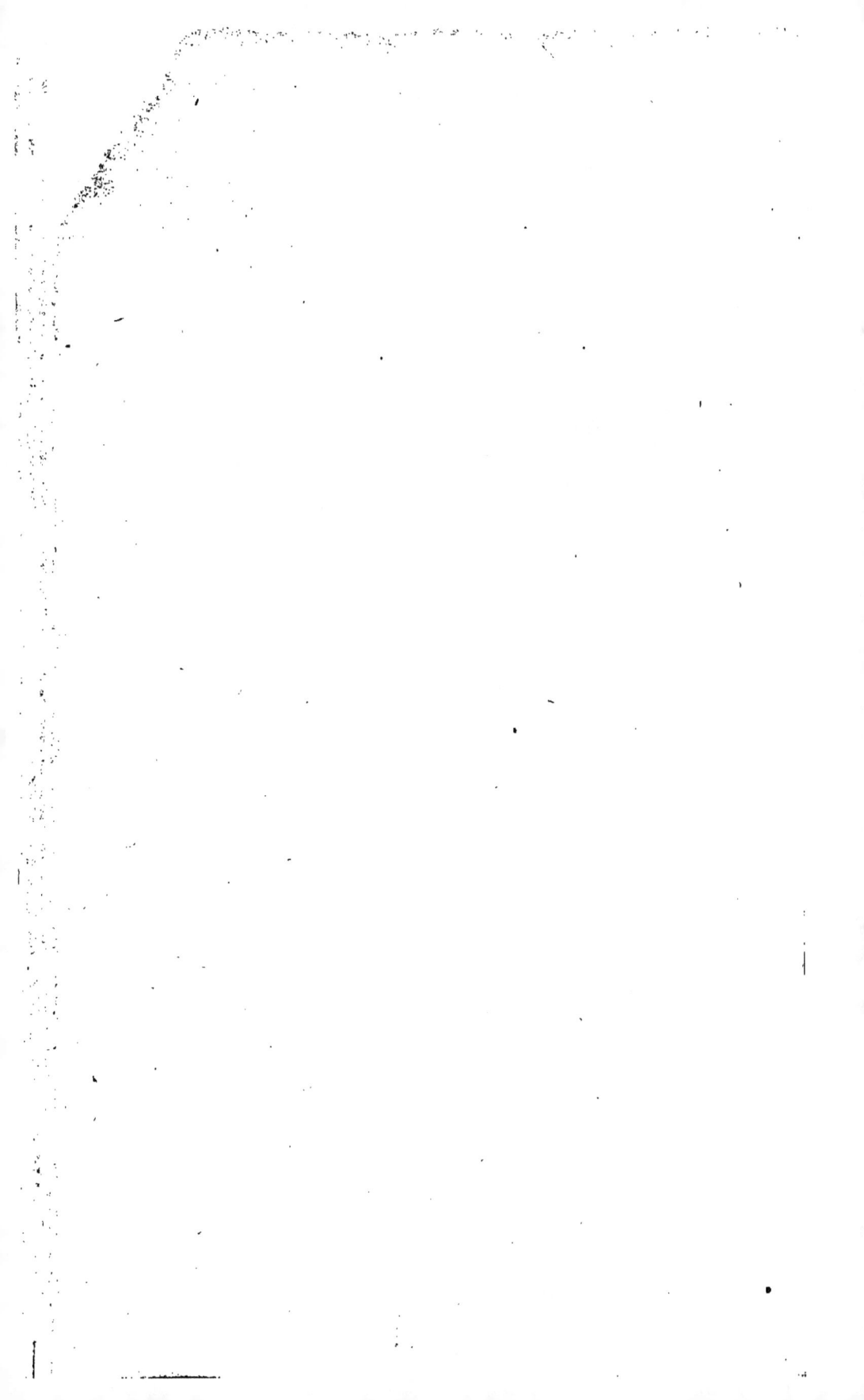

MÉMOIRE

SUR LES VERTUS DES PILULES PURGATIVES

de **SIBIÉ**, *de Marseille.*

. . . . . . Numen nobis incommoda mittit,
Præmia quæ posthac uberiora f‥nit.
Bill in Anth. Sacr.

A MARSEILLE,

Chez l'Auteur, Imprimeur du Roi & [illegible]
Receveur-Général des Loteries Royales
des Œuvres Pies, pour la Provence.

M. DCC. LXX.

Avec Approbation, & Privilège du Roi.

MÉMOIRE

SUR LES VERTUS

DES PILULES PURGATIVES

de SIBIÉ, de Marseille.

JE n'ai d'autre dessein, en faisant ce petit Traité, que celui de concourir aux vues de la Providence, & de partager avec ma Patrie les avantages d'un remede dont j'ai fait utilement sur moi les premieres épreuves. Renfermé dans le cercle des soins domestiques & des devoirs de mon état, je jouissois à Marseille d'une fortune honnête, mon ambition n'alloit pas au delà; je n'aurois jamais pensé à faire aucunes recherches pour la composition d'un remede, si le besoin pressant de me guérir ne m'y avoit engagé. Ce remede m'a rendu la santé. Je me suis depuis occupé du soin de le perfectionner. Je le vois, avec plaisir, opérer chaque jour sous ma main, & sous celle des gens de l'art, les cures surprenantes dont j'aurai occasion de parler. Je le distribue gratuitement à mes amis, & à tous mes chers concitoyens. Je les invite à me le demander lorsqu'ils en auront besoin. Je leur consacrerai toujours avec une nouvelle satisfaction, le fruit de mes veilles & de mes soins. Il est heureux pour un citoyen, de pouvoir payer à sa patrie un tribut aussi utile.

Je fus atteint en 1755 de divers maux, qui m'occuperent bientôt du soin de m'en délivrer. Je recourus pour cet effet aux personnes les plus experimentées dans la Médecine & dans la Chirurgie. Elle m'annoncerent que les maux dont j'étois affligé étoient un rhumatisme erratique, une goutte naissante & une foiblesse d'estomac : que le premier avoit pour principe une humeur âcre, saline & épaisse, qui picotoit & irritoit mes membranes : que le second dépendoit d'une humeur à-peu-près de même nature, qui avoit établi son siege sur la seconde phalange du gros doigt du pié & dans le talon, avec douleur & enflure; & qu'enfin une suite de la dépravation des liquides & l'altération des solides, causoient la foiblesse d'estomac, les douleurs, les coliques, & l'accablement dont j'étois affecté dans toutes les parties du corps.

Ces habiles Praticiens ne se bornerent pas à satisfaire au desir que je leur témoignois, de connoître la cause de mes maux : ils employerent avec bonté, à mon égard, tout ce que l'art de guérir indique en pareille occasion; mais ce fut sans succès. Je lassai bientôt leur patience & j'épuisai leurs remedes : mes maux redoubloient chaque jour; leur opiniâtreté me faisoit craindre un avenir languissant & bien douloureux. Ce triste aspect me détermina tout-à-fait à chercher moi-même un remede propre à me guérir. J'eus recours aux Auteurs, dont j'avois autrefois parcouru les ouvrages uniquement par goût & par plaisir.

Je recueillis dans leurs différens traités, ce sentiment uniforme : Que les fluides qui constituent les différentes humeurs nécessaires à notre vie, sont un amas de corpuscules, que leur ténuité, leur construction propre, & leur surface lisse &

polie, rendent ſuſceptibles de s'aſſembler, de ſe diviſer, de ſe pénétrer mutuellement, de céder à l'impreſſion de tout mouvement, de gliſſer même les uns à travers les autres, & d'opérer dans leur cours, un contact bien doux, une action & une diſtribution relative aux vues de la nature, pour conſtituer en nous un état de vie parfait.

Que les différentes parties qui compoſent le corps humain, ſont aſſujetties à des loix de mouvement, d'où naît l'action des ſolides ſur les fluides, & la réaction des fluides ſur les ſolides, pendant tout le cours de la vie. Qu'il réſulte de ces actions combinées, un équilibre qui conſtitue l'état de ſanté, mais dont le dérangement donne lieu à tous les maux phyſiques qui tendent à le détruire.

Que ces dérangemens ſont toujours occaſionnés ou par le vice des ſolides, ou par la dépravation des fluides, quelquefois par leur viciation mutuelle: qu'une infinité de cauſes peut les produire; qu'il eſt fort heureux pour l'humanité, qu'il ne ſoit pas toujours néceſſaire d'en connoître l'intime ſtructure, pour que l'art de guérir puiſſe en combattre les effets avec ſuccès.

Que la lymphe, cette liqueur précieuſe qui joue un ſi grand rôle dans l'économie animale, devenue viſqueuſe, âcre, épaiſſe, ſoit par l'uſage de certaines ſubſtances alimentaires, qui ont des qualités propres à opérer ſur elle ces funeſtes changemens, ſoit par la nature de l'athmoſphere dans lequel on vit, ſoit par les paſſions de l'ame, ou par toute autre cauſe que ce ſoit; cette perverſion ſe manifeſte bientôt par des ſymptomes qui lui ſont propres; & qui portent le trouble dans les parties & les organes où cette liqueur pénetre.

Que c'eſt à raiſon de ces qualités de la lymphe contre nature, que l'on voit éclorre ces engorgemens multipliés des glandes conglobées, telles que les jugulaires, les occipitales, les cervicales, les parotides, les maxillaires, les axillaires, les inguinales, les sacrées, les illiaques, les lombaires, les mesentériques, les hépatiques, &c. Ces gonflemens fréquens des jointures, ces fluxions sur les parties membraneuses, sur les tendons, dans les visceres; affections qui donnent naissance à des rhumatismes, à des douleurs aiguës dans les membres & dans différentes autres parties du corps, à des dépôts, à des tumeurs, & autres maladies; enfin à ces éruptions dartreuses qui se répandent sur l'habitude du corps, & qui dégénerent souvent en pustules & en ulceres, suivant le dégré d'âcreté que peut avoir acquis cette liqueur.

Que la cause de cette perversion de la lymphe, consiste très-souvent dans l'exaltation des sels, auxquels les parties huileuses de ce fluide servoient d'entraves. Qu'il s'ensuit de cette exaltation un épaississement, une viscosité dans ce fluide, qui rendent sa progression plus lente, & la font stagnante d'abord dans les plus petits vaisseaux, & enfin dans les plus considérables : que cette stagnation embarrasse l'action élastique des parois des vaisseaux, & augmente par-là le désordre, en joignant le vice des solides à celui des fluides.

Les conséquences que je crus pouvoir tirer de cette doctrine m'encouragerent. J'espérai dès-lors de parvenir à une parfaite guérison, si j'étois assez heureux pour trouver un agent propre à distraire ce vice humoral, principe de tant de maladies.

Je pensai que les corpuscules de tous fluides une fois dénaturés ou viciés, par quelle cause que ce soit, désunis dans leurs principes, réunis dans un sens contraire à leur configuration naturelle, assemblés sous diverses figures opposées à leur forme ſphérique, ne contractoient peut-être leur qualité âcre, ſaline, viſqueuſe, mordante, qu'en raiſon de cette exaltation de leurs ſels, & d'un nouvel aſſemblage de leurs parties, qui rendoient leurs ſurfaces raboteuſes, crochues, angulaires : union funeſte, tendante à décompoſer les autres fluïdes qui heurtent contre elle, à nuire à tous les ſolides, & à produire des concrétions, des cohéſions, des ſtagnations, des engorgemens, &c. Principes de la plupart de nos maux.

Que ces fluides dépravés, devoient par leur figure s'accrocher mutuellement dans leur cours, s'accumuler les uns ſur les autres, former enſuite des maſſes d'un volume ſupérieur au diametre des vaiſſeaux qui les contenoient, préſenter par conſéquent des obſtacles à la circulation, occaſionner un reflux, cauſer par ce déſordre une action accélerée dans les vaiſſeaux, un excès dans l'action organique des arteres, augmenter leur jeu, & produire un mouvement, qui, ſuivant ſon action plus ou moins précipitée, ſes intervalles, ſes redoublemens, ou les ſymptomes plus ou moins triſtes ſous leſquels il ſe manifeſte, eſt ordinairement déſigné ſous les noms de fievre aiguë, lente, continue, maligne, putride, tierce, quarte, &c. Que ce mouvement fébrile étoit, dans ce cas, une action méchanique de la nature, tendante à émouſſer les angles de ces fluides dépravés, à briſer & à arrondir leurs parties, & leur redonner par conſéquent une figure propre à faciliter leur iſſue par la tranſpiration ou autres voies ordinaires.

Que cette voie d'expulſion étant enfin le ſeul moyen que la nature ſemble vouloir mettre en uſage dans tous les cas, pour ſe délivrer de toute humeur morbifique, principe des maladies ſoit internes, ſoit cutanées, je ne pouvois mieux faire que de prendre cette nature pour guide, en me dirigeant sur ses propres actions, en secondant ainsi ses efforts, & achevant une opération qu'elle-même avoit déja commencée. Le choix d'un purgatif doux & fondant me parut le seul moyen propre à remplir ces objets, & à me délivrer des douleurs dont l'opiniâtreté augmentoit de jour en jour ma tristesse.

Je cherchai donc des substances fondantes, capables de division à l'infini, exemptes de subir dans la digestion tous les divers changemens qui arrivent aux alimens ou aux purgatifs ordinaires; qui par leur figure convenable à tous nos organes, pussent les pénétrer, sans altérer aucunement leur nature ou leur mouvement; qui fussent propres à pénétrer & à diviser les molécules qui composent les humeurs viciées; qui les décomposassent pour entraîner ensuite leurs élémens les plus spiritueux par la voie cutanée, & les plus grossiers par les selles ou par les urines.

Je crus reconnoître ces propriétés dans les sels lixiviels, que les plantes de ce territoire fournissent en abondance, & dans les expressions, digestions & calcinations de diverses simples, que j'obtins par les voies connues & que j'épurai ensuite par un second procédé chymique. Ce mêlange joint à d'autres substances, dont quelques unes étoient propres à opérer les plus légeres secrétions, me présentoit une vertu salubre, que chacune de ses parties, prise séparément, ne possede pas.

J'observai dans la nature des sels, une masse susceptible de divisions & subdivisions en des millions de parties, un assemblage de corpuscules homogenes, sur lesquelles l'action du feu moderé, la trituration, la dissolution, n'opéroient qu'une division de parties, sans produire aucun changement sur leur figure propre; de sorte que chacune de leurs particules, presque invisible, même avec le secours des lentilles, se présentoit toujours égale en configuration, à la masse de laquelle elle avoit été séparée.

J'apperçus dans le produit des digestions, expressions & calcinations, une huile, un sel volatil, & d'autres essences propres à se mêler avec les sucs digestifs, à seconder l'action des sels lixiviels, & à produire par leur union, une analogie parfaite avec nos solides, leurs pores & tous fluides essentiels à la vie; & j'augurai que toutes ces parties combinées, dosées en raison de leurs qualités respectives, formeroient une masse, qui, prise à quantité convenable, se diviseroit dans l'estomac par la voie des liquides & des agens digestifs : que la petitesse infinie de leurs parcelles, les rendroit bientôt admissibles dans toutes les parties du corps, principalement dans les orifices étroits des vaisseaux lactés, dans leur conduit, dans tous les vaisseaux, & même dans les ramifications les plus petites & les plus éloignées : qu'elles glisseroient légérement sur toutes les surfaces des corpuscules, lisses & polies; qu'elles ne s'arrêteroient que sur les corps viciés, dont les surfaces raboteuses & mal unies les accrocheroient nécessairement; qu'elles en deviendroient alors les menstrues, en les pénétrant, en divisant leurs parties, en leur redonnant leur premiere liquidité : Que la nature perfectionneroit dès-lors cet ouvrage, en expulsant par l'oscillation naturelle des solides, ces corps dépravés, déja divisés par l'action du remede, qui détruiroit par conséquent toute concrétion, cohésion, stagnation, engorgement, viscosité, & rétabliroit enfin la santé en détruisant les causes du mal.

Ces réflexions étoient flatteuses pour un malade qui desiroit ardemment de guérir; mais il falloit y joindre l'expérience, pour en déterminer la justesse ou l'illusion.

J'assemblai donc toutes ces essences en 1759, sous la forme de bols ou pilules. J'en avalai demi-dragme, & je bus par-dessus cinq à six verres d'eau commune. Je ne tardai pas à m'appercevoir du bien que je devois en espérer, puisque mes douleurs se calmerent deux heures après. Je ressentis ce jour-là un bien-être qui m'étoit inconnu depuis plusieurs années, & je goûtai pendant la nuit qui lui succéda, un sommeil tranquile dont j'étois privé depuis long-temps. Je me délivrai, par la continuité de ce remede, d'un rhumatisme erratique qui me tourmentoit depuis quatre années, & qui me laissoit peu de momens de tranquilité. Je me délivrai de la goutte naissante, dont j'avois eu deux premiers accès à la jointure du gros doigt du pié & au talon. Mes enflures aux articulations se dissiperent, mon estomac délabré reprit ses fonctions; mes forces épuisées revinrent enfin au bout d'un mois, ma santé se rétablit; je recouvrai mon embonpoint; je fus dispensé de garder la chambre & la maison, pendant tout le temps que je pris ce remede.

Telle est l'époque qui a donné lieu à mes recherches, & tel est leur premier succès. J'éprouvai dans la suite, que s'il est doux de voir finir ses maux, il est bien doux aussi de pouvoir les considérer comme la source d'un bien reversible à l'humanité, dont l'utilité peut se renouveller à chaque instant. Je dois ce bien, je l'avoue, aux doctes écrits que j'ai parcourus, & aux Praticiens éclairés que j'ai consultés, qui m'ont guidé dans mes recherches, qui m'ont soutenu dans mes expériences, & sans le secours desquels j'aurois échoué. Je commençai bientôt à donner ce remede à ma famille, pour diverses incommodités, trop légéres pour en faire mention.

Ce remede opéra, quelque temps après, une seconde cure remarquable, qui mérite d'être citée.

Madame d'Ageville, mere de M. d'Ageville, Architecte de cette Ville, âgée d'environ soixante ans, étoit attaquée depuis trois ans d'une hydropisie universelle, occasionnée par la dégénération du sang & celle des humeurs; par l'épaississement de la lymphe & une phletore dans le systême des vaisseaux séreux & lymphatiques. Elle gardoit la chambre depuis trois ans : elle avoit les jambes, les cuisses & toute la capacité de l'abdomen enflées, avec fievre, douleurs, lassitudes, & autres accidens qui caractérisent ordinairement cette maladie. Tous les remedes usités n'avoient pu lui donner aucun soulagement, & la maladie faisoit de tristes progrès de jour en jour, au point qu'on desespéra enfin de sa vie. Elle venoit d'être administrée, lorsque je la vis : je lui proposai mon remede. J'avoue qu'en le lui donnant, je n'osois pas me promettre de la guérir, mais seulement de lui procurer du soulagement, & de prolonger ses jours. Les effets du remede surpasserent mes espérances. la premiere prise produisit une fonte & un écoulement d'humeurs, dont l'évacuation suspendit ses douleurs & les accidens de la maladie. Elle fut en état de marcher & de se mouvoir librement dès la quatrieme prise. Elle fut radicalement guérie dans l'espace d'environ cinq semaines, & recouvra entiérement ses forces & sa santé.

Parmi les divers malades que je continuois de guérir avec ce remede, on me présenta le sieur Giraudiol, associé du sieur Eustache Cabessut, maître Menuisier, demeurant actuellement à la place de la porte de Rome. Ce malade étoit attaqué d'une lepre ancienne & universelle, qui l'empêchoit ſouvent de travailler, & qui depuis vingt ans lui faiſoit eſſuyer chaque année des maladies qui l'obligeoient à reſter trois ou quatre mois de ſuite dans ſon lit ou à ſa chambre. Il avoit, lorſque je le vis, le corps preſque tout décharné, couvert d'une écaille noirâtre, avec des puſtules qui exhaloient l'odeur la plus fétide; les levres & les jambes enflées, des douleurs par tout le corps, & une fievre lente qui le conſumoit. Ce remede fit tomber dans moins de quinze jours toutes les croutes & écailles dont il étoit couvert; ſa peau reprit ſon état naturel, la fievre ſe diſſipa, ſes accidens diſparurent, & ſa ſanté ſe rétablit.

Environ ſix mois après, comme je rentrois chez moi ſur les quatre heures après midi, je vis porter le Viatique tout près de la maiſon que j'occupe. J'appris que le malade qu'on alloit adminiſtrer étoit le ſieur Arnoux, maître Caiſſier; qu'il étoit dans ſon lit depuis pluſieurs jours avec le ventre exceſſivement tendu, une fievre maligne & inflammatoire, des douleurs violentes, une conſtipation & ſuppreſſion d'urine totale; que dans ce triſte état on craignoit qu'il n'expirât en peu de temps.

D'après ces ſymptomes, que je crus occaſionnés par un défaut de filtration de l'urine, des reins dans la veſſie, & une ſuppreſſion totale des humeurs inteſtinales qui formoient des engorgemens, & qui refluoient dans la maſſe du ſang; je penſai que mon remede, diviſible à l'infini, ſe feroit jour peut-être à travers cette multitude d'obſtacles, dont le concours ſuſpendoit le jeu des organes, & établiſſoit l'état dangereux du malade: Que ce remede fondant pénétreroit & liquefieroit les concrétions qui formoient ces obſtacles; qu'il déſobſtrueroit par conſéquent les glandes & les conduits ſecrétoires: que ſortant par les voies ordinaires, il entraîneroit avec lui ces corps étrangers déja liquéfiés, & laisseroit ensuite à la nature le soin de remettre ces organes en jeu, rétablir leur ton, & renouveller leurs fonctions.

Sur cet espoir, je fis appeller chez moi la femme du malade; je lui donnai une double dose du remede; je lui recommandai de la faire prendre tout de suite à son mari, & de lui faire avaler pardessus cinq à six verres d'eau tiede, ou du moins autant qu'il pourroit en boire. Cette dose procura bientôt au malade une suspension de ses douleurs: il urina copieusement deux heures après, & se vuida considérablement. Je lui envoyai, six heures après, une dose ordinaire du remede, qui acheva de dissiper tout engorgement, la fievre, les tensions, les douleurs, & laissa le malade dans une convalescence heureuse, dont il sortit au bout de quinze jours.

Je continuois de traiter divers malades, toujours avec succès, lorsque je reçus une lettre de M. Gebelin, Maître en Chirurgie à Châteaugombert, qui me félicitoit sur les bons effets de mon remede. Il m'apprit qu'il venoit de guérir la nommée Françoise Amphoux, paysanne dudit lieu, attaquée de douleurs rhumatismales, difforme, paralytique depuis deux ans, & n'ayant de libre que la langue & les yeux: que cette fille avoit été en état de travailler dans moins de quinze jours: Qu'il avoit aussi guéri avec ce remede le nommé Joseph Malet, Ménager dudit Quartier, attaqué de pituite & d'un asthme humoral; & d'autres malades atteints de diverses fievres, douleurs, vomissement & coliques de divers genres. Cette nouvelle me causa un sentiment de joie bien vif, qu'il me seroit difficile de pouvoir exprimer.

Cette lettre fut suivie de celles du R. P. Laurent, Capucin, Confesseur de Mgr. l'Evêque, demeurant pour lors au Quartier de Saint-Loup, & à présent à son Couvent en cette Ville. Il me donnoit le détail de diverses maladies qu'il avoit guéries avec mon remede.

Tandis que ce Religieux respectable exerçoit avec fruit son zele sur les malades de son Quartier, M. Vincent, Curé à Châteaugombert, terroir de cette Ville, muni de ce remede, éprouvoit la même satisfaction auprès de ceux de sa Paroisse. M. Moutte, mon beau-pere, ce pere si chéri & si digne de l'être, âgé de 82 ans, retiré à sa maison de campagne audit lieu, guérissoit aussi ses domestiques, ses paysans; il se guérissoit lui-même : il se défend constamment avec ce remede, des infirmités de la vieillesse; il conserve ses forces, sa gaieté, sa santé: biens précieux à sa famille & à ses amis.

Je guéris aussi avec ce remede, M. Pierre Raynaud, ancien navigateur, de douleurs rhumatismales dont il étoit affligé depuis vingt ans, & d'une surdité totale survenue depuis deux mois, à la suite d'une fluxion.

Les autres malades que je guéris avec ce seul remede, sont M. Michel, marchand Orphevre de cette Ville, atteint d'une jaunisse & d'un rhumatisme goutteux.

Mlle. Rielle & sa fille, demeurant vis-à-vis M. Clavely, Apothicaire, travaillées en divers temps de coliques d'estomac, vapeurs, fievres, douleurs & maladies du sexe.

Mlle. Guibert, Tailleuse de robe.... d'une érésipele avec fievre, inflammation & douleurs.

Mlle. Guieu, femme de M. Guieu, Maître-ès-Arts...... de coliques néphrétiques, vapeurs, fievre & mal de tête.

Mlle. Selly.... d'une fluxion à la tête, sur les yeux & sur la gorge, avec fievre continue, & de pustules dont on la traitoit depuis plusieurs années sans succès.

M. Pinatel, entrepreneur de bâtimens .... d'une douleur rhumatiſmale qui lui tenoit toute la cuiſſe & jambe gauche, avec enflure & tenſion conſi-ſidérable.

M. Imbert, Supérieur des Aumôniers de l'Hô-pital de la Marine.... de douleurs rhumatiſmales qui l'affligeoient depuis long-temps.

Mlle. Acquitanius .... des fievres intermittentes, d'une foibleſſe d'eſtomac, douleurs & mal de tête.

M. Begue, Avocat, Agent du Bureau de la Rédemption .... de dartres, boutons, douleurs, enflures, rougeurs, diarrhée, dégoût, inſomnie, contre leſquels maux il avoit employé, ſans fruit, divers remedes depuis douze ans.

M. Baſinet, Marchand de porcelaines .... de dartres, puſtules, boutons, hydrocele & retention d'urine, qui l'affligeoient depuis nombre d'années.

M. Cayron, Négociant .... de vapeurs, indigeſtion, inſomnie & maux d'eſtomac.

M. Raynaud, âgé de 70 ans .... d'une attaque d'apoplexie qui lui avoit tourné la bouche, em-barraſſé la langue, & éteint le ſentiment dans toute la partie gauche du corps. Ce remede lui rétablit l'activité dans cette premiere partie, & dans toutes celles qui étoient paralyſées.

Je guéris enfin divers autres malades, de différentes douleurs, ulceres, ſuppreſſion des hémorroïdes, charbons, abcès, panaris, furoncles, fiſtule, dyſſenterie, diarrhée, fievres de toute eſpece, indigeſtion, coliques de tout genre, vapeurs, & des maladies du ſexe, comme vapeurs hyſ-tériques, ſuppreſſion des mois, fleurs blanches, chloroſis ou pâles-couleurs, perte de ſang, lait épanché.

Il étoit naturel de croire, que guériſſant tant de maladies, je ne devois plus être expoſé à leur danger, puiſque j'avois en main un remede propre à les détourner au moindre ſignal : cependant le contraire arriva.

Je fus atteint le 27 Avril 1768, d'une inflammation au col de la veſſie, qui fit inſenſiblement des progrès ſi rapides, qu'il s'enſuivit bientôt une retention d'urine, avec une tumeur douloureuſe au deſſus des os pubis, & une douleur continuelle & des plus aiguës dans toute la region hypogaſtrique : une fievre inflammatoire ſe joignit à ces vives douleurs.

Accablé de tant de maux imprévus, je ne penſai pas dans ce moment que mon remede fut aſſez puiſſant pour les ſurmonter. Je me livrai donc aux moyens que l'art de guérir indique dans ces ſortes d'occaſions. M. Bouge, Maître en Chirurgie de cette Ville, fut appellé; il me ſaigna, me fit prendre des bains, des lavemens émolliens, des boiſſons adouciſſantes; on me fit des fomentations, je fus ſondé, ſans que mes douleurs diminuaſſent en aucune façon.

J'eus bientôt toute l'habitude du corps, les bras & les cuiſſes couverts de boutons gros comme de petites noiſettes, enflammés tout au tour, & blancs à leurs extrêmités; j'avois de plus, les yeux & le viſage enflammés. Je reſtai dans ce triſte état douze jours, ſans pouvoir dormir, ni m'aſſeoir, ni me coucher dans aucune poſition, & ſans pouvoir m'appuyer en aucune maniere; car, lorſque je préſentois mon corps ſur quelque point d'appui, la preſſion de ce point ſe communiquoit au ſiege de ma maladie, & redoubloit mes douleurs. Deux planches coupées à la hauteur de mes aiſſelles, & rembourrées au bout, furent pendant tout ce temps l'unique support dont je pus faire usage.

L'inflammation ne pouvant plus permettre la présence, ni même l'introduction de la sonde, & la rétention des urines redoublant encore de plus en plus mes douleurs, M. Bouge ne tarda pas à prévenir ma famille du danger d'une mort prochaine: il présumoit sur tous ces symptomes, & sur cette fievre inflammatoire, qui devenoit chaque jour plus violente, que je ne pouvois pas vivre encore au delà de vingt-quatre heures.

Ces tristes circonstances & l'inutilité de tous les remedes que j'avois employés, me déterminerent enfin à recourir à mes pilules. Je les pris, & quelques heures après la fievre cessa; j'urinai sans douleur, la tumeur creva dès la quatrieme prise. M. Bouge émerveillé des effets du remede, m'en ordonna dès-lors la continuité. Son usage corrigea en moins de trois semaines une incontinence d'urine, suite de l'introduction forcée de l'algalie & de l'inflammation. Il dissipa des hémorroïdes externes & douloureuses que cette inflammation avoit produite; tous les boutons & pustules dont j'étois couvert, enfin toutes douleurs, tension & paralysie du corps de la vessie, dont il rétablit entiérement l'action & le ton naturel.

M. Bouge conseilla bientôt l'usage de mes pilules à différens malades: il les a employées jusqu'aujourd'hui avec succès. Il vient de guérir en dernier lieu, avec ce remede, M. Antoine Clastrier, ancien Capitaine de Bâtiment, d'une éresipele phlegmoneuse, répandue sur le visage & sur toute l'habitude du corps, avec fievre violente.

M. Textoris le cadet, Maître en Chirurgie de cette Ville, l'a aussi donné en diverses occasions, à différens malades, & l'a pris lui-même avec ſuccès. Divers autres Chirurgiens de cette Ville en ont fait & en font uſage journellement envers leurs malades.

M. Groſſon, Courtier Royal, aſſocié de l'Académie de Peinture & Sculpture, s'eſt délivré, par une ſeule priſe de ce remede, de la goutte naiſſante, dont il avoit une atteinte douloureuſe au talon & au gros doigt du pié, & n'en a plus reſſenti aucune depuis plus de deux ans.

M. Roux, Marchand d'Huile ſur le Port, a été guéri d'une ardeur d'urine douloureuſe, qui l'affligeoit depuis long-temps.

M. Mille, beau-fils de M. André, Fabriquant de Liqueurs, rue de la Vieille-Glace, a été guéri par M. Gebelin, Maître en Chirurgie, d'un rhumatiſme univerſel.

J'ai enſuite guéri avec mon remede, & en divers temps, M. Benedetto Luxoro, Conſul en cette Ville pour la République de Gênes, d'une éréſipele avec puſtules, démangeaiſon, fievre & mal de tête.

M. Matthieu, ancien Exempt de la Prevôté de la Marine, âgé de 68 ans, & ſes deux Demoiſelles.... de diverſes douleurs, fluxions & maux de tête.

M. Lachaux, Bourgeois.... de vertiges, inſomnie, douleurs de tête, dégoût, foibleſſe d'eſtomac, laſſitude dans tous les membres, conſtipation & douleur fixe au côté gauche, dont il étoit traité depuis ſix mois ſans ſuccès.

M. Joſeph Yvan, Bourgeois.... d'une rétention d'urine, jointe aux douleurs & triſtes accidens qui l'accompagnent ordinairement.

Le Frere Baſile, Convers du Couvent des Auguſtins Réformés.... d'une tumeur dartreuſe qui occupoit depuis plus d'un an toute la joue gauche, avec boutons & puſtules, pour la guériſon de laquelle il avoit employé divers remedes sans succès.

Le fils de M. Chalabreuil, Maître de Musique.... de divers maux causés par des obstructions.

Son Epouse.... de violentes coliques dont elle étoit travaillée depuis long-temps.

Mlle. Chazard, âgée d'environ 65 ans.... d'une apoplexie qui avoit fait un dépôt sur les levres & le bras droit. Elle s'est préservée jusqu'à ce jour, de toute nouvelle attaque, en prenant ledit remede une fois le mois.

Mlle. Laugery De la Roquette.... d'enflures douloureuses aux jambes & en diverses autres parties du corps, avec suffocation & dégoût.

Mlle. Anne Paul, de Cotignac.... de vapeurs hysteriques, vomissemens, nausées, & d'une bile répandue dont elle étoit atteinte depuis quatre ans.

Mlle. Claire Cauvin.... d'une paralysie dans les bras & en différentes parties du corps, de douleurs, évanouissemens fréquens, enflure au côté, & autres accidens qui l'affligeoient depuis deux ans.

Madame Catherine Cadiere, veuve.... de coliques, pâles couleurs & maux de cœur, provenant d'un lait épanché.

M. Leconte de Lachenais, Capitaine de Navire.... de douleurs d'estomac, de vomissemens fréquens & d'une bile répandue, dont il souffroit depuis cinq ans.

Madame Curet Giraud.... d'une affection scorbutique sur les gencives, avec douleurs de tête & pesanteur dans les jambes.

Mlle. Vidal d'Audifret.... d'une fluxion sur les oreilles, avec enflure, douleurs, & dépôt formé depuis trois ans.

Dom Bruzetin, Feuillant.... de la goutte naissante, dont il avoit eu un premier accès.

M. L. A. Mielly, âgé de neuf ans.... d'un

rhumatisme goutteux, dont il étoit affecté depuis huit mois avec de vives douleurs, des nœuds aux jambes & aux bras, dont il ne pouvoit faire usage.

M. Raimond Aubert, Négociant.... de vertiges, éblouissemens, douleurs de tête & pesanteur, dont il étoit atteint journellement depuis long-temps.

M. Isnard, Chirurgien navigant.... de coliques néphrétiques, rétention d'urine, avec douleurs dans la region hypogastrique, maux de cœur, vomissemens avec des efforts violens, douleurs par tout le corps, & insomnie, dont il étoit affligé depuis huit mois.

M. Antoine Gassen, Capitaine de Bâtiment.... de rétention d'urine, foiblesse d'estomac, dégoût, lassitude & accablement dans toutes les parties du corps, dont il souffroit depuis dix ans.

Le R. P. Constantin, Religieux des Augustins Réformés.... d'une tumeur dartreuse répandue sur le front, dont il étoit affecté depuis six ans.

M. Claude Clement, Bourgeois, âgé de 68 ans.... d'une douleur rhumatismale fixée au genou droit, de vertiges, maux de tête & foiblesse d'estomac.

Madame son épouse, âgée de 60 ans.... d'une fluxion de poitrine, avec douleurs, suffocation & toux opiniâtre.

Madame Bellan, épouse de M. Bellan, Procureur en la Sénéchaussée de cette Ville.... de douleur aiguës dans tous ses membres, nœuds aux articulations, enflures & dépôts, dont elle étoit atteinte depuis plusieurs années.

Madame Nicolas, épouse de M. Jean-Louis Nicolas, Capitaine de Bâtiment.... de douleurs aux gencives, gonflement, suffocation, fievre continuë, maigreur, lassitude, & autres affections scorbutiques dont elle étoit atteinte depuis plusieurs années.

Enfin, M. Guignard, Commissaire-Ordonnateur de la Marine; M. Préeaudeaux, Receveur-Général des Fermes du Roi; M. Ferrari, ancien Echevin; M. Joyeuse l'aîné, Commissaire de la Marine; M. Vielh, ancien Ecrivain du Roi; M. Capel, Sous-Commissaire de la Marine; M. d'Hostager, Chanoine de Saint Victor; Dom Juste, Chartreux; Madame Capel, Abbesse du Couvent Royal des Capucines, & plusieurs Dames de sa Communauté; Madame Bayn, Abbesse du Couvent de Sainte Claire, & d'autres Dames de sa Communauté; Madame Bremond, Religieuse au Couvent des Lyonnoises; Mademoiselle Duliquet, Pensionnaire audit Couvent, & une infinité d'autres personnes ont pris ce remede avec succès.

J'ai cru devoir faire mention de ces cures. J'aurois pu détailler plus au long le principe, les progrès & les circonstances des maladies que je viens de citer, d'après les Lettres & Certificats de guérison dont je suis muni; je pourrois même en citer un plus grand nombre: mais j'écris dans ma Patrie, où les malades ci-dessus dénommés, ainsi que ceux dont je ne parle pas, & dont le nombre est infiniment plus considérable, publient assez eux-mêmes l'efficacité du remede. Je sortirois, d'ailleurs, des bornes que je me suis prescrites dans ce petit Traité. Leur concours & leurs guérisons se multiplient tous les jours. J'en donnerai dans la suite une recueil en forme d'observations, si je le crois utile au bien de l'humanité. Ce remede a été examiné en Juillet dernier, il a mérité les suffrages de MM. de la Commission Royale; & j'ai obtenu le Privilege du Roi, pour en établir des Bureaux de distribution dans toutes les Villes du Royaume: circonstances distinguées & honorables, qui seules suffisent pour constater ses vertus.

MANIERE DE FAIRE USAGE DU REMEDE.

CE Remede contient des ſels volatils, que l'air diſſiperoit ſi on le prenoit en poudre ou en infuſion: c'eſt par cette raiſon que j'ai cru convenable de le compoſer ſous la forme de petites maſſes, bols ou pilules, afin de lui conſerver ſa vertu eſſentielle. On doit donc avaler ces pilules entieres.

La façon la plus aiſée de les prendre eſt celle de les mettre dans la bouche & boire tout de ſuite un verre d'eau tiede, dont la premiere gorgée les fait facilement gliſſer dans le goſier. On reſtera dans cet état l'eſpace de demi-heure. On boira enſuite 4 ou 5 verres d'eau tiede, auxquels on donnera, ſi l'on veut, l'intervalle d'un quart d'heure de l'un à l'autre. On peut également les envelopper dans du pain à chanter, humecté de quelques gouttes d'eau, dans une cuillerée de miel ou de bouillie, ou dans d'autres choſes propres à les faire gliſſer dans le goſier, & boire tout de ſuite un verre d'eau tiede, & demi-heure après quatre ou cinq verres d'eau tiede, ainſi qu'il eſt preſcrit ci-deſſus. On peut auſſi boire ſur les pilules & à la place de l'eau, du thé peu chargé, du bouillon, ou de la ptiſanne adouciſſante; mais l'eau eſt plus naturelle, & aide mieux à l'action du remede.

La diverſité des âges & des tempéramens ne permet pas de preſcrire au juſte le nombre de pilules pour chaque priſe; il n'y a cependant aucun riſque d'en prendre plus ou moins. On n'en donne point aux enfans, depuis la naiſſance juſqu'à ce qu'ils ſoient ſevrés; mais on fait prendre à leur nourrice une priſe de dix à douze Pilules, qui rafraîchit son lait, & communique à l'enfant une vertu salutaire qui le guérit de ses incommodités. On en donne aux enfans sevrés, dans une petite cuillerée de miel, propre à les leur masquer: savoir,

Depuis un jusqu'à deux ans, 2 Pilules, & de suite un verre d'eau.

Depuis deux jusques à trois ans, 3 Pilules, & un verre d'eau.

Depuis trois jusques à cinq ans, 5 Pilules, & deux verres d'eau.

Depuis six jusques à douze ans, 8 Pilules, & trois verres d'eau.

Et à tous malades depuis quatorze jusqu'à quatre-vingt ans & au-delà, 15 Pilules, dont on peut augmenter ou diminuer le nombre, suivant la constitution du corps plus ou moins robuste, ou plus ou moins affoibli, & de suite, la quantité d'eau de la maniere ci-dessus indiquée.

Si les selles sont trop abondantes, on diminue le nombre de Pilules à la seconde prise; & si elles ne le sont pas assez, on l'augmente de 3 ou 4 Pilules, & quelquefois plus, suivant le besoin. On prend, dans des cas urgens, jusques à 20 ou 25 Pilules pour la premiere prise, afin de calmer tout d'un coup les vives douleurs ou inflammations.

On prend ce remede le matin à jeun, quatre heures avant le repas, ou l'après midi trois heures après le dîné, ou le soir avant de se coucher, trois heures après le soupé. Quand on le prend le soir, il laisse dormir le malade environ six heures, & l'éveille ensuite, lorsque le besoin l'exige, pour aller à la selle. Il est indifférent de le prendre le matin ou le soir. Ceux qui en feront usage, choisiront pour cet effet le temps qui leur sera le plus convenable. Il est bon que les malades d'un tempérament foible, délicat ou affoibli par la maladie, prennent une tasse ou écuelle de bouillon toutes les fois qu'ils reviendront de la garderobe. Ceux qui ne sont ni alités, ni affoiblis, boiront au lieu de bouillon un verre d'eau tiede après chaque selle. Ce liquide donne toujours plus d'activité au remede.

Ce remede se prend de deux jours l'un, jusques à entiere guérison. On doit, dans les maladies chroniques, le continuer encore quelque temps après la guérison, afin de fixer l'état de santé. On doit s'abstenir, en prenant ce remede, de tous laitages, fromages, fruits verds, salaisons, chair de cochon, ou autres alimens de haut goût, & ne faire aucuns excès dans le boire, dans le manger, ou dans les autres fonctions. La modération en toutes choses, est le seul régime qu'on doit observer. Les personnes qui ne veulent perdre aucun des momens destinés à leurs affaires, peuvent prendre ce remede le soir, & sortir le lendemain matin, si le temps ou leur situation le permettent.

L'usage des lavemens est quelquefois nécessaire dans le commencement, pour faciliter les évacuations. On doit aussi les donner conjointement avec le remede, dans toutes les inflammations, ardeurs d'urine, rétention ou suppression d'urines, fievres inflammatoires, coliques, apoplexie, diarrhée, vertiges, dyssenterie & constipation.

Il faut conserver ces Pilules dans leurs boîtes, dans un lieu ni trop chaud ni trop humide, & dans la poudre qu'on trouve dans lesdites boîtes. Cette poudre n'a d'autre vertu, que celle d'empêcher que les Pilules ne se collent les unes contre les autres. Moyennant ces précautions, on peut les conserver toute la vie, parce que les substances dont elles sont composées, sont d'une qualité & d'une nature incorruptibles.

Les

LES substances de ce remede sont bientôt divisées dans l'estomac & dans les intestins, en se mêlant avec les sucs digestifs; leurs parties les plus spiritueuses se font jour à travers les orifices des vaisseaux lactés, elles parviennent bientôt dans tous les autres vaisseaux. Leur rapport avec les liquides qui les entraînent, operent sur les solides un tact si doux, qu'il est impossible à ceux qui ont pris ce remede, de s'appercevoir d'aucune sensation incommode, même en y prêtant la plus grande attention. Elles sont nécessairement arrêtées, lorsqu'elles rencontrent dans leur cours, des corps coagulés, connus sous le nom de concrétion ou cohésion, qui s'opposent à leur passage: alors elles les enveloppent; la petitesse infinie de leurs parcelles, les rend admissibles dans l'intérieur même de ces cohésions. Leurs portioncules circulant dans cet intérieur, y soulevent divers filamens primitivement entrelassés, & affaissés ensuite les uns sur les autres par leur propre poids. Elles en demêlent les bouts, dont les figures courbes & crochues, en opposition respective, ayant permis leur mutuel entortillement, s'opposoient à leur séparation, & constituoient la nature de leur adhérance. Ces molécules divisées, flottent bientôt dans la masse des humeurs; les sels les entretiennent dans cette division de parties, & expulsés eux-mêmes par les voies naturelles, les entraînent avec eux, & leur donnent une issue par une insensible transpiration, par les selles ou par les urines, suivant le plus ou moins de facilité ou de proximité que leur présente une de ces trois voies ordinaires.

Tandis que l'action des sels est employée à soulever & à séparer les molécules, dont l'assemblage & l'accrochement produisoient les concrétions, les parties mucilagineuses du remede enveloppent les parties crochues ou raboteuses de ces molécules, & forment sur leurs angles, une couche, un enduit, un liniment qui en émousse les pointes, qui leur donne un tact moins rude, qui les empêche de s'accrocher dans leur cours, de nuire aux fluides ou aux solides, & qui leur procure par conséquent une issue, un échappement plus facile, & moins nuisible aux solides qui leur donnent passage.

Ce remede n'est pas uniquement purgatif; il est des circonstances dans lesquelles il n'opere point du tout par les selles. Les fontes qu'il opere, se manifestent par la transpiration insensible, lorsque la matiere des concrétions dilatée est à portée d'être expulsée par la voie des vaisseaux cutanés; quelquefois de préférence par les urines, lorsque ces concrétions sont principalement établies dans les glandes de la substance corticale des reins, dans les canaux excrétoires, dans les bassinets, dans les ureteres, dans la vessie, ou dans le canal de l'uretre: elles se manifestent pour l'ordinaire, & le plus souvent, par les selles & par les urines, ou par toutes les voies. J'ai vu des malades guéris, sans que le remede, pendant tout le temps de la cure, eût paru opérer par les selles ou par les urines. Il est alors tout employé à la fonte des humeurs, & les expulse par une transpiration insensible. Ce cas n'arrive que chez des personnes dont les concrétions sont très-abondantes; mais j'ai cru devoir le rapporter, afin que les personnes qui n'iront pas à la selle après avoir pris ce remede, le continuent néanmoins jusqu'à guérison.

L'analogie de ses substances avec celles qui forment notre propre constitution, le rend admissible dans l'état le plus marqué de la fievre la plus ardente, dans les plus vives inflammations, & dans le temps où l'on ressent les plus vives douleurs. Je n'ai jamais donné ce remede dans un de ces tristes cas, sans en avoir vu résulter une diminution ou une cessation totale de fievre ou de douleur. La cessation entiere du mal dépend du plus ou moins de concrétions ou autres viciations humorales dont on est affecté. Lorsqu'elles sont en petit nombre, une seule prise du remede suffit pour les faire cesser; & lorsqu'elles sont multipliées ou fortement adhérentes, on obtient un soulagement dès la premiere prise, & ensuite la guérison par la continuité de son usage.

Ce remede répare aussi tous les désordres que causent l'altération ou la privation des sucs digestifs. Il corrige principalement ces vices, en desobstruant les vaisseaux qui composent les glandes dont la membrane intérieure de l'estomac est parsemée, & leur procure par-là une plus grande oscillation: mouvement précieux, au moyen duquel la secrétion des sucs nécessaires se fait plus abondamment & plus parfaitement, puisqu'ils acquierent par cette élaboration, un degré de coction qui les rend propres à pénétrer dans les substances alimentaires, & à les disposer à cette séparation de leurs parties les plus tenues d'avec celles qui sont trop grossieres, pour enfiler ensuite les voies lactées.

Ce remede enfin, en subissant la même opération que celle qu'éprouvent les substances, avec lesquelles il se mêle, parvient dans le sang, & agissant d'après les qualités ci-dessus décrites, le dépure d'abord, en facilitant la séparation des humeurs récrémentielles, telles que la lymphe, la salive, le suc pancréatique, &c. ensuite, en favorisant l'expulsion des humeurs excrémentielles, c'està-dire, les matieres fécales, l'urine, la matiere de la transpiration & celle de la sueur. Il est facile à concevoir, que par ce méchanisme il rétablit l'action & la réaction des solides & des fluides, qu'ils n'avoient perdu que par accident, & qu'il fait disparoître les maladies ci-après détaillées.

RHUMATISME.

CE Purgatif, en facilitant l'excrétion des parties hétérogenes de nos humeurs, leur donne une qualité mucilagineuse, & fait cesser les picotemens & les irritations qu'elles produisoient sur la membrane propre & commune des muscles, sur les ligamens & aponévroses des articulations; il y adoucit l'humeur âcre, saline & épaisse qui picote ou distend ces parties, & qui constitue ordinairement le rhumatisme; & par cette premiere action douce & efficace, il suspend les douleurs; il calme la fievre lorsqu'elle a lieu, & la fait quelquefois cesser dès la premiere prise. Son usage continué corrige la disposition vicieuse des fluides, en donnant issue aux humeurs qui les condensoient, ou leur communiquoient leur acidité. Il détruit par ce moyen la cause de la maladie; il éloigne les douleurs, la fievre, les tristes accidens qu'elle produit, & prévient la paralysie, l'hydropisie dans les membres, la maigreur, la consomption générale de tout le corps, & d'autres suites funestes que cette cruelle maladie n'entraîne que trop souvent après elle.

GOUTTE NAISSANTE, SCIATIQUE.

LA goutte, lorsqu'elle est naissante, soit qu'elle établisse son siege aux piés, aux mains, ou à la hanche, a toujours cédé à l'action fondante de ce remede; les malades nouvellement atteints de cette maladie, ont été délivrés de leurs douleurs, & se sont trouvés en état de pouvoir librement marcher, dès la premiere, seconde ou troisieme prise.

Ce remede pris dans les attaques de goutte recentes, divise & déplace l'humeur âcre & mordante qui s'étoit jettée sur les articulations, & lui donne issue par les voies ordinaires. La continuité de ce remede purifie la masse du sang, & la débarrasse de ce levain goutteux qui commençoit à se manifester.

GOUTTE *ancienne ou confirmée, & Sciatique.*

L'USAGE de ce remede, dans cette cruelle maladie, est encore d'un grand secours pour les malades qui en sont atteints : s'il ne peut pas les guérir radicalement, il diminue au moins leurs douleurs, & les fait quelquefois cesser entiérement; il émousse, dans les parties de l'articulation, les pointes droites ou courbes de l'humeur saline, tartareuse, âcre & mordante qui les déchirent. Il empêche la formation du calcul, il éloigne les fréquens retours; il dégage le levain goutteux de la masse du sang, lorsqu'il y est embarrassé, & l'empêche de se déposer au cerveau, dans le gosier, sur le poumon ou dans les visceres. Il empêche par conséquent la goutte de remonter, & prévient les apoplexies, esquinancies, fluxions de poitrine & coliques goutteuses, qui ne sont que trop souvent les suites funestes de cette maladie invincible.

Ce remede peut aussi seconder & rendre plus efficaces les topiques que l'on emploie quelquefois pour soulager les malades, en le leur donnant alternativement.

HYDROPISIE de poitrine & du bas-ventre.

CE remede agiſſant avec efficacité ſur toute viciation des fluides, emporte avec lui, ceux qui donnent lieu à la diſſolution du ſang. Il entraîne les humeurs aqueuſes ou ſéreuſes contre nature, qui relâchent les vaiſſeaux; il diſſipe celles qui ſont extravaſées dans le tiſſu cellulaire des différentes parties, maladie connue ſous le nom de leuco-plegmatie; il fond les tumeurs ou enflures que le ſéjour de ces humeurs a pu occaſionner; il pourſuit ce dépôt d'humeurs dans toute l'habitude du corps, il leur donne iſſue par les voies ordinaires; il délivre par ce moyen les vaiſſeaux, de ce volume d'humeurs qui les opprimoient, qui les diſtendoient, & qui y avoient fait des ruptures. La continuité du remede procure le libre paſſage de la lymphe, des arteres dans les veines correſpondantes; il garantit les vaiſſeaux de tout nouvel amas d'humeurs, de tout gonflement, de toute diſtenſion, du concours de toute matiere hétérogene, & favoriſe par ce moyen l'action organique de la nature, tendante à ſouder, à rejoindre ces parties intérieures qui avoient ſouffert un relâchement ou un déchirement.

Les hydropiques peuvent donc, par l'uſage de ce remede, être délivrés de la fievre & des accidens de cette maladie, & être guéris radicalement, en diſſipant les cauſes qui la produiſoient; hors les cas de gangrene, ou autres ſymptomes connus, qui la déclarent abſolument incurable.

Le nombre des priſes du remede, pour la curation de cette maladie, dépend du plus ou moins d'ancienneté du mal, & auſſi du tempérament des malades. On prend, dans cette maladie, le remede à dose ordinaire, de deux jours l'un, sur lequel on avale cinq à six verres d'eau tiede, comme il a été dit ci-dessus ; & l'on boit dans la journée, d'une heure à l'autre, un verre de ptisanne de vulneraire. Il est bon de boire pendant tout le traitement de la maladie, & le lendemain du jour qu'on a pris le remede, le matin, à midi & le soir, un demi-doigt de bon vin vieux, dont l'usage modéré, contribue à réparer le ton des solides, trop affoiblis par la maladie.

Ce remede guérit aussi l'hydropisie dans les bourses, connue sous le nom d'hydrocele ; celles des enveloppes ou du globe de l'œil, qu'on nomme hydrophtalmie ; celles de la tête, celles de la matrice, & toutes les autres, que le vice des humeurs établit dans les différentes parties du corps humain.

RETENTION D'URINE, ARDEURS D'URINE, SUPPRESSION DES URINES *ou* ISCHURIE.

LORSQUE la rétention d'urine ou les ardeurs d'urine ont pour cause la pierre, le gravier ou les carnosités de l'uretre, on ne doit point espérer que ce remede guérisse ces maladies ; il ne peut tout au plus que suspendre les douleurs qu'elles occasionnent ; & elles ont besoin nécessairement du secours de la Chirurgie, pour en obtenir une parfaite guérison.

Hors ces cas, ce remede surmonte, dans la dysurie & strangurie, tous les autres obstacles qui donnent lieu à la rétention ou ardeur d'urine, comme l'inflammation du col & la paralysie du corps de la vessie, l'action du pus & du sang, des amas de glaires durcis & concrets, des excroissances charnues retenues dans sa cavité, des brides, des cicatrices dans l'uretre, ou d'autres corps extérieurs, comme les excrémens endurcis & arrêtés dans le rectum, le gonflement des hémorroïdes, celui des glandes prostates, des tumeurs auprès du col de la vessie, un dépôt au tour de l'anus, l'inflammation de la matrice ou sa chûte, &c.

Ce remede triomphe dans l'ischurie, ou suppression des urines, de l'obstruction des reins, de celle des ureteres, des matieres purulentes, calculs, inflammations, & autres principes qui occasionnent un défaut de secrétion, ou une suppression d'écoulement des urines, des reins dans les ureteres, & de ces canaux dans la vessie.

On prend, dans ces maladies, une double dose du remede, qui calme bientôt la fievre, les douleurs, les inflammations, & fait uriner sans douleur. La seconde prise du remede se prend le lendemain à dose ordinaire, & on le continue de même de deux jours l'un, jusqu'à guérison. La continuité du remede acheve de dissiper tous les obstacles qui s'opposoient à l'issue de l'urine, désobstrue les reins lorsqu'il y a lieu, & délivre les malades des accidens funestes qui accompagnent ordinairement cette maladie, ainsi que de toute ardeur d'urine, quelle qu'en soit la cause.

Si la rétention d'urine est occasionnée par la présence de la pierre, ou autres corps graveleux à l'orifice interne de la vessie, ce remede se fait jour, donne issue à l'urine sans douleur, fait cesser la fievre, & diminue les accidens de la maladie. Il tranquilise le malade, le prépare à une opération heureuse, & lui procure le bien d'attendre paisiblement le temps propre pour être opéré. On prend, dans ce cas, une dose ordinaire du remede, toutes les fois qu'on est pressé par la douleur & l'envie d'uriner.

Ce remede produit le même effet, lorsque les carnosités de l'uretre sont un obstacle à l'issue des urines : il suspend toutes les douleurs, & fait uriner le malade sans aucune sensation douloureuse ; mais on doit avoir recours ensuite aux bougies suppuratives, pour obtenir la guérison.

ULCERES.

CE remede agit aussi avec efficacité sur tous ulceres, soit sinueux, fistuleux, variqueux, carieux, simples ou composés. Il emporte l'humeur corrosive qui ronge la partie affectée ; il éloigne la douleur, l'inflammation, la fievre, ainsi que les causes qui convertissent la nourriture propre du corps en pus. Il tue les vers qui s'engendrent à l'entour, lorsque l'ulcere est vermineux ; il détruit la virulence, la viscosité, la ténacité, la putréfaction ; il absorbe entiérement le vice humoral, & en délivre la masse du sang, lorsqu'il y est joint. Il répare enfin les parties qui avoient souffert par cette solution de continuité, & leur procure une prompte consolidation, en les délivrant du concours des humeurs viciées qui s'opposoient à leur réunion.

FIEVRES.

CE Purgatif dans le genre des fievres en général, vient au secours de la nature, & l'aide à résoudre les corps qui donnent aux arteres le mouvement accéléré, & qui entretiennent cet excès de chaleur qui constitue l'essence de la fievre. Il détache & expulse les matieres corrompues dans les premieres voies, par son action purement fondante, sans irriter les visceres, ni augmenter le mouvement interne. Il circule en même temps avec les humeurs; il s'arrête principalement dans son cours, sur les corps les plus âcres, les plus mordans, les plus visqueux, sur ceux qui causent le plus d'engorgement; il les pénetre, les divise & les dissipe. Il calme le mouvement du sang, en le délivrant des matieres hétérogenes & fébriles qui l'opprimoient. Il calme le mouvement des arteres, en désobstruant les vaisseaux, en dégageant les étranglemens; il délivre ainsi les solides de l'oppression qui les affectoit. Il redonne enfin la fluidité aux humeurs épaissies, & rendant la circulation entiérement libre, il fait cesser toute sorte de fievre & tout mouvement contre nature.

L'énumération & le genre des diverses fievres qui affligent l'humanité, ne sont pas l'objet de ce petit Traité; mais quelle que soit la qualité des fievres, soit maligne, putride, aiguë, scarlatine, tierce, quarte, lente, continue, spasmodique, humorale ou autres, elles cedent bientôt à l'action de ce remede, qui les calme ou les fait cesser dès la premiere prise, & qui en dissipe entiérement les causes par sa continuité, & les guérit radicalement, hors les cas de gangrene ou autres symptomes mortels.

Il faut donner ce remede pendant trois jours consécutifs, à dose ordinaire, dans les cas de vives inflammations & fievre violente, afin d'arrêter tout d'un coup les progrès du vice principal qui les constitue : on le continuera ensuite à même dose, de deux jours l'un, jusqu'à parfaite guérison, afin d'extirper entiérement les hétérogenes nuisibles qui produisoient ces affections morbifiques.

APOPLEXIE.

CETTE maladie produite par un épaississement du sang & de la lymphe, & par la compression des vaisseaux artériels, nerveux & lymphatiques, peut être détournée par l'usage de ce remede, lorsque ses signes avant-coureurs, tels que des douleurs de tête vagues, un vertige ténébreux, une lenteur de parole ou le froid des extrêmités se font sentir au malade. Ce remede pris dans le temps où l'on est affecté par une de ces sensations, en prévient les suites, en évacuant les matieres qui auroient bientôt donné lieu à un triste accident.

Mais comme ces signes avant-coureurs ne se manifestent pas toujours, & que le malade est souvent frappé avec tant d'impétuosité, qu'il n'a pas le temps de prévenir l'attaque d'apoplexie, il faut, dans ce triste cas, faire prendre tout de suite au malade une double dose du remede, & lui faire avaler de suite cinq à six verres d'eau tiede.

Une partie du remede rappelle bientôt le sentiment dans les intestins, par la fonte & l'excrétion des matieres qui interdissoient leur mouvement naturel.

Sa partie la plus spiritueuse se porte dans la masse du sang, en sépare les matieres qui produisoient son épaississement; elle parvient dans les vaisseaux du cerveau où la circulation étoit interdite; elle y ouvre une libre voie au sang & à la lymphe; elle rend aux esprits animaux la facilité de parcourir les filets nerveux qui leur sont destinés; elle redonne par conséquent l'usage des sens au malade; elle évacue les humeurs viciées, prévient ou détruit tout dépôt, toute contorsion, l'émiplégie ou la paraplégie, & en continuant le remede, rétablit entiérement la santé.

Il convient, dans toute attaque d'apoplexie, de faire prendre ce remede au malade pendant trois jours consécutifs, savoir, une double dose pour le premier jour, une dose ordinaire le lendemain, & une dose ordinaire le troisieme jour, conjointement avec des lavemens réitérés, & continuer ensuite le remede à même dose, de deux jours l'un, jusqu'à parfaite guerison.

Les personnes sujettes à cette maladie, peuvent s'en garantir toute la vie, en usant de ce remede une fois le mois. Cet usage modéré suffit pour entretenir une libre circulation dans les vaisseaux, en expulsant les matieres tendantes à épaissir les fluides.

BILE RÉPANDUE, JAUNISSE.

LA bile, si nécessaire à la vie, procure bien souvent des maladies, lorsqu'à la suite d'une mauvaise disposition elle se repand dans toute l'habitude du corps.

Notre remede détruit en toute occasion les ravages qu'elle peut faire, lorsqu'elle est altérée. Il la sépare du sang lorsqu'elle y est mêlée, & lui donne issue par diverses voies. Il désobstrue le foie & dégage les glandes de ce viscere, des calculs qui l'affectoient; il dissipe le vomissement, le dégoût, la mélancolie, la jaunisse, les vents, la fievre, & autres maux que procurent ordinairement la viciation de la bile & son expansion.

CONSTIPATION

DANS la conſtipation, lorſqu'elle eſt maladive, deux ou trois doſes ordinaires du remede priſes de deux jours l'un, procurent l'excrétion des humeurs inteſtinales, & même l'excrétion inteſtinale, lorſqu'il y a ſuppreſſion. Elles diſſipent les feux, les vapeurs, les étourdiſſemens, les peſanteurs de tête, la migraine, les éblouiſſemens plus ou moins fréquens, & les autres ſymptomes de cette maladie.

DIARRHÉE.

LA diarrhée, dont l'action eſt entiérement oppoſée à la conſtipation, eſt ſouvent un accident ſalutaire, lorſqu'elle eſt de peu de durée. Il ſeroit alors inutile d'y appliquer ce remede, puiſqu'en pareil cas, la nature tend à évacuer des humeurs ſurabondantes, quoique de bonne nature, & ſouvent des humeurs viciées. Mais quand elle eſt de durée, lorſqu'elle occaſionne une trop grande déperdition de bonnes humeurs, & qu'il s'enſuit une grande foibleſſe, elle devient alors une vraie maladie plus ou moins dangereuſe, contre laquelle ce remede eſt efficace.

Il diminue l'action qui pouſſe les humeurs dans l'eſtomac & dans les inteſtins, il les détourne du cours nuiſible qu'elles avoient pris; il les pénetre, en diviſe les parties, & leur fait prendre un autre cours par la voie des urines & d'une tranſpiration inſenſible. Il débouche les premieres voies, il déſobſtrue les glandes du méſentere, il émouſſe

& noie les humeurs âcres, corrige la bile, délaie & adoucit les matieres irritantes qui accéléroient le mouvement des boyaux; il soulage les parties irritées, auxquelles il redonne leur premier jeu. Il calme ainsi les inflammations, & évacue entiérement les humeurs viciées qui constituoient & entretenoient la cause du mal.

ÉRESIPELE.

L'EFFICACITÉ de ce remede commence à se manifester dans cette maladie, par le calme ou la cessation de la fievre, lorsqu'elle a lieu. Il relâche premiérement le tissu de la partie affectée, il calme les douleurs, modere l'inflammation, redonne la fluidité aux humeurs, & les résout par l'évacuation. Il dépouille le sang du levain qui l'affecte; il débarrasse les visceres de ce levain éréssipélateux, lorsque la maladie est interne; il détruit ce levain, dans quelque partie du corps qu'il se soit jetté, soit externe ou interne, ainsi que la tumeur phlegmoneuse, œdemateuse, ou skirrheuse, lorsqu'elle y est jointe. Il modere l'action des solides, la réaction des fluides; il tempere l'acrimonie du sang & celle de la lymphe; il ouvre les pores, & fait sortir l'humeur séreuse, âcre, contenue sous l'épiderme.

Lorque par les premieres prises du remede on est parvenu à dissiper les tristes symptomes de cette maladie, on doit le continuer encore quelque temps, afin d'extirper entiérement le vice des fluides, de redonner le ton aux solides, & de rétablir entiérement la santé.

DARTRES.

Les dartres formées par des pustules éréſipelateuſes qui affectent les tégumens, ont les mêmes principes que la maladie dont nous venons de parler, & cedent pareillement à l'action de ce remede, qui détruit la lymphe ſaline, âcre, rongeante, arrêtée dans les vaiſſeaux & dans les glandes de la peau.

La continuité de ce remede tarit leur ſource, de quelque eſpece que ſoient les dartres, ſoit diſcretes, confluantes, rongeantes ou miliaires; il détruit le vice dominant dans les humeurs, héréditaire ou accidentel, qui les occaſionne; il déſobſtrue les vaiſſeaux & les glandes engorgées, & diſſipe les ulceres, les croûtes, les puſtules, les taches, les douleurs & les démangeaiſons ſouvent inſupportables qu'elles produiſent.

SCORBUT; AFFECTION SCORBUTIQUE, HYPOCONDRIAQUE.

L'action ſalutaire de ce remede a toujours triomphé du vice des humeurs, qui diſſout le ſang dans une de ſes parties & l'épaiſſit dans l'autre; vice qui conſtitue cette maladie, & dont les triſtes phénomenes ſont ſi variés & ſi multipliés.

Ce purgatif procure aux malades, dès la premiere priſe, un commencement de tranquilité, & une diminution des douleurs. En le continuant, il ſépare de la maſſe du ſang, les corps étrangers qui le coaguloient, le grumeloient en partie; il redonne à l'autre partie ſa fluidité; il diſſipe enfin la laſſitude, l'engourdiſſement, les douleurs dans les parties du corps affectées ; ainsi que celles des gencives, le gonflement, la suffocation, la fievre, les ulceres ; & les autres maux attachés à cette maladie.

INDIGESTION.

DANS l'indigestion grave ou vraiment maladive, provenant du vice des sucs digestifs, de l'intempérie de l'estomac, des organes de la digestion, de la nature des alimens ou de leur quantité, ce remede dilate le pylore, lorsqu'il est trop contracté ; il acheve la coction des alimens mal digérés, les pousse dans les intestins, les évacue, rétablit les organes de la digestion, adoucit l'irritation des parties affectées, fait cesser la fievre, les nausées, douleurs d'entrailles, suffocations, & autres accidens dépendans de cette maladie.

FLEURS BLANCHES.

LA cure de cette maladie s'opere dès la cinquieme, huitieme ou dixieme prise de ce remede, plus ou moins, suivant la disposition du corps & l'ancienneté de la maladie. Ce purgatif évacue les mauvais levains des premieres voies, il empêche qu'elles ne continuent de fournir au sang une trop grande quantité du récrément alkalescent. Il corrige l'acrimonie dominante, détruit l'épaississement & l'âcreté de la partie lymphatique du sang, son engorgement dans la matrice ; il diminue le volume des humeurs, la tension des vaisseaux ; il rend le ressort aux organes qui operent la digestion ; il fortifie l'action des solides, la force systaltique des vaisseaux; il rétablit la sanguification, la circulation, les secrétions; il éloigne la pâleur, la bouffissure du visage, celle des yeux, le dégoût, la grande foiblesse, &c. prévient les engorgemens inflammatoires, d'où s'ensuivent souvent une infinité de maladies difficiles à vaincre.

CLOROSIS ou PALES COULEURS.

CE remede éloigne les suites des pâles couleurs qui attaquent quelquefois le beau sexe, telles que de douleurs de tête, la respiration difficile, la foiblesse, le dégoût, le goût dépravé, les frissons, la fievre, &c. Il en détruit les causes, en dissipant les obstacles qui gênoient la circulation des fluides; & le sang reprenant son libre cours, laisse entrevoir à travers les arteres de la peau, un rouge vif & brillant, qui est l'ouvrage de la continuité du remede.

SUPPRESSION DES MOIS.

CE Purgatif combat efficacement l'épaississement, la viscosité & la crudité des humeurs, de même que la coagulation du sang dans les vaisseaux de la matrice, qui sont le plus ordinairement la cause de la suppression ou retardement des mois; il redonne au sang sa fluidité, pourvoit au relâchement des solides, qui poussant le sang vers les vaisseaux de la matrice, ont un mouvement trop foible pour les dilater; & en procurant les évacuations nécessaires à la santé, il prévient tous les accidens dont cette maladie est ordinairement suivie.

PERTE DE SANG.

CET état est salutaire, lorsqu'il n'est point excessif & contre nature, & qu'il ne dure pas plus qu'il ne faut : ce remede seroit alors superflu ; mais lorsque le flux est immodéré, lorsqu'il dure trop long-temps, ce remede est nécessaire & devient efficace. Il diminue l'abondance des humeurs, dont le concours augmente le volume du sang, & l'enflamme ; il corrige l'âcreté du sang & la trop grande vivacité des solides ; il fond les corps étrangers retenus dans la matrice, & détruit toutes les autres causes de cet écoulement morbifique. Son usage continué, dissipe la maigreur, la foiblesse, la suffocation, la pâleur, &c. & la fievre, lorsqu'elle est jointe à cette maladie.

RHUMES de tout genre ; FLUXIONS à la tête, sur les yeux, sur les dents, sur les oreilles, sur la gorge, Surdités naissantes qui en proviennent.

CES maladies qui ont chacune des dénominations particulieres, n'ont souvent qu'un même principe, lorsqu'elles sont occasionnées par l'impression d'un air froid, qui fixe la lymphe âcre dans quelqu'une des parties susdites, & qui l'empêche d'y circuler.

Ce remede roulant avec le sang, se porte dans toutes les parties du corps, & s'arrête principalement dans celle où s'est formée la congestion des humeurs, d'où dérivent toutes les fluxions qui tombent sur les yeux, vers la racine du nez, sur les dents, sur les oreilles, sur les poumons ; il détruit cet amas d'humeurs morbifiques désigné par le nom de congeſtion, diſſipe l'engorgement ſanguin ou lymphatique; il délivre les ſolides de l'oppreſſion des corps qui diſtendoient leur reſſort naturel; il diminue leur mouvement, lorſqu'il eſt exceſſif; il adoucit l'âcreté des humeurs, & les détermine par la voie des ſelles ou des urines; il rétablit entiérement l'équilibre entre les ſolides & les fluides, & diſſipe la toux, l'oppreſſion, la tenſion, les douleurs, l'inflammation, & autres accidens qui dépendent de ces maladies.

Ce remede a guéri des ſurdités naiſſantes, établies depuis quelques mois, & qui étoient une ſuite de ces fluxions.

MIGRAINE.

CETTE maladie, lorſqu'elle a pour cauſe la conſtipation, la ſuppreſſion du flux hémorroïdal ou menſtruel, quelque vice dans les premieres voies, l'impreſſion d'un air froid ou quelqu'autre cauſe accidentelle, ſe guérit radicalement par l'uſage de ce purgatif, qui remédie bientôt à tous les accidens qu'elle produit. Il diſſipe les engorgemens, rend les voies libres, redonne le cours aux fluides, rappelle l'excrétion ſupprimée, dilate les vaiſſeaux & les fibres du péricrane, & fait ceſſer la maladie & ſes douleurs.

Ce remede procure encore de grands ſoulagemens dans cette maladie, lorſqu'elle eſt héréditaire, habituelle, périodique ou invétérée. On peut le prendre dans le temps même de l'accès & de la douleur la plus vive, qu'il calme quelque temps après qu'on l'a pris: il convient de prendre, en ce cas, des lavemens ſimples conjointement avec le remede.

VAPEURS HYPOCONDRIAQUES, VAPEURS HYSTÉRIQUES.

CE remede, propre à délivrer le genre nerveux des affections qui lui ſont nuiſibles, degage dans les deux ſexes les fibres nerveuſes des viſceres, des corps étrangers qui les irritent, & qui donnent lieu à ces mouvemens ſpaſmodiques qui conſtituent ces maladies. Il détourne les eſprits animaux du cours nuiſible qu'ils avoient pris vers le cerveau. Il rectifie le ſuc nerveux, & ſupplée par des évacuations douces & abondantes, au défaut d'exercice du corps, ou à l'épuiſement occaſionné par divers excès. Il diſſipe les tenſions douloureuſes, les éblouiſſemens, les douleurs, la conſtipation, les vents, la maigreur, les vertiges, les inſomnies, les inquiétudes, & autres maux que cette maladie entraîne ordinairement après elle. Ce remede ſe prend, dans cette maladie, de deux jours l'un, à doſe ordinaire, juſqu'à parfaite gueriſon, qui s'opere au plutard à la ſixieme ou huitieme priſe.

DYSSENTERIE.

DANS cette maladie, lorſqu'elle n'a point les ſymptomes mortels, tels que l'inflammation à la langue, le hocquet, la convulſion, le délire, ou le froid aux extrêmités, ce remede redonne bientôt la ſanté au malade. On doit le donner tout de ſuite, au nombre de 25 pilules pour la premiere fois. Il exerce d'abord ſa bienfaiſance, ſur le ſiege du mal, conjointement avec des lavemens émolliens; il adoucit l'acrimonie des humeurs qui rongeoient les membranes des intestins, les fait évacuer, déterge les boyaux, & consolide l'exulcération. Il fait cesser par ce moyen le flux de ventre, les douleurs d'entrailles, les tranchées & la fievre, lorsqu'elle y est jointe. Il faut donner au malade une seconde prise à dose ordinaire, quinze ou dix-huit heures après la premiere, & continuer ensuite le remede de deux jours l'un, conjointement avec des lavemens, jusqu'à parfaite guérison.

CHARBONS, Abcès, Furoncles, Boutons, Pustules, Rougeurs aux yeux & au visage, Inflammations, Echymose, Contusions.

LA fievre, les douleurs, la tension, les élancemens, les cuissons, la chaleur vive, les frissons, & divers autres accidens qui viennent ordinairement à la suite des tumeurs ci-dessus décrites, cedent facilement à l'action de ce remede, que l'on prend dans tous ces cas à dose ordinaire, & qui fait aussi cesser dès la premiere ou seconde prise l'engorgement & l'accumulation des humeurs viciées qui les occasionnent, ainsi que les douleurs, le gonflement & les accidens qui en résultent, soit que ces humeurs affectent les parties molles ou dures du corps. Ce remede évacue l'humeur viciée, fait sortir le pus lorsqu'il y a lieu, & résout entiérement toutes ces différentes tumeurs par sa continuité. On peut l'employer conjointement avec les topiques usités; il procure plutôt l'entiere guérison.

HÉMORROIDES,

SUPPRESSION DES HÉMORROIDES.

LA bienfaisance de ce remede, toujours plus étendue, se fait sentir aussi dans cette maladie, par le prompt soulagement qu'il procure aux malades qui en sont attaqués, soit que les hémorroïdes soient externes ou internes, ouvertes ou fermées, anciennes ou symptomatiques.

Il ramollit les tumeurs & le gonflement formés dans les vaisseaux de l'anus & à l'extrêmité de l'intestin droit; il en détache cet amas de sang & d'humeurs qui les avoient occasionnés par leur hémestasie; il dissipe l'engorgement du sang dans les vaisseaux hémorroïdaux; il dispose la masse du sang à fournir le flux hémorroïdal, lorsqu'il y a suppression; il arrête ce flux, lorsqu'il est excessif; il appaise les douleurs, l'inflammation, la fievre, l'insomnie, les autres accidens qui en dépendent, & les fait cesser entiérement en continuant de s'en servir.

VERS DES PETITS ENFANS, VERMINE.

Les diverses sortes de vers qui prennent naissance dans le corps, ainsi que ceux qui naissent dans l'estomac ou dans les intestins, cessent de vivre quelques heures après qu'on a pris ce remede.

Une de ses parties balsamiques corrige la matiere crue dont ils se nourrissoient, & les évacue, quelque multipliés qu'ils soient. Ce remede donne issue pareillement aux humeurs dépravées qui les entretenoient. Il corrige la bile, & fait cesser une maladie dont la durée occasionne souvent de fâcheux accidens, & quelquefois même la mort.

Les petits enfans, par un défaut d'énergie dans la bile, sont ordinairement les plus exposés à cette maladie : on leur donnera ce remede conformément aux doses prescrites ci-dessus, f°. 23. Les personnes d'un âge viril, qui par leur constitution humide peuvent être atteintes des vers, prendront la dose ordinaire du remede.

COLIQUES DE TOUT GENRE, CARDIALGIE.

De quelque espece que soient les coliques, ce Remede en diminue les douleurs, quelque temps après qu'on l'a pris. Il délaie les matieres mordicantes, portées ou retenues dans l'estomac ou dans les intestins : il adoucit leur âcreté, leur acidité, leur spirituosité ; il les évacue : il tempere, par ses parties mucilagineuses, l'irritation des nerfs affectés ; il détruit, en le continuant, les causes qui établissent ces douleurs, telles que l'obstruction des glandes du mésentere, les abcès de cette partie, les vers logés dans les entrailles, les vents, la constipation, les humeurs viciées portées dans les intestins, les resserremens, contractions, suppressions, callosités, ou autres principes qui tendent à nuire au mouvement de ces visceres.

On doit faire usage de lavemens émolliens, conjointement avec le Remede. Les causes qui établissent les douleurs d'estomac ou de bas-ventre, sont quelquefois en si grande abondance, ou d'une nature si adhérente, qu'une seule prise du remede suffit à peine pour calmer les douleurs, sans pouvoir les faire cesser entiérement. On doit, en pareil cas, prendre une seconde dose du remede, dans une ou deux cuillerées de miel de Narbonne, & boire tout de suite de la décoction d'orge, ou à défaut, de l'eau tiede. Leurs substances analogues à celles du remede, viennent à son secours, achevent d'adoucir l'irritation des nerfs, empâtent les humeurs ou matieres mordicantes, & déterminent plutôt l'entiere guérison.

NOUS FRANÇOIS-JACQUES MONTAGNIER, Médecin agrégé & Doyen du Collége des Médecins de Marseille, un des quatre Médecins Municipaux nommés par Messieurs les Lieutenans-généraux de Police, autorisés par le Conseil de la Communauté, Médecin du Lazaret de Purge, de l'Hôpital de la Charité, de celui des Incurables, & de celui de la Miséricorde : Vû en notre qualité de Doyen, &c. &c. &c........ Estimons que le Remede énoncé dans le susdit Mémoire, doit être très-utile au Public, l'ayant nous-même vû employer avec un très-grand succès sur différens Malades, dont un étoit affligé d'une strangurie ; un autre étoit une Dame ayant un lait répandu ; un troisiéme étoit une fille âgée de vingt ans, qui avoit une suppression, & des obstructions considérables ; un quatrieme étoit une femme qui avoit des tumeurs lymphatiques tout le long de la trachée-artere, & des engorgemens aux glandes du col ; divers autres étoient des malades du susdit Hôpital de la Charité, qui ont été traités de diverses maladies & avec succès, sous nos yeux & sous ceux de M. Porre, Chirurgien dudit Hôpital, & divers autres étoient encore des Malades de l'Hôpital de la Miséricorde, traités aussi avec succès. A Marseille, le neuf Février mil sept cent soixante-dix.

Signé, MONTAGNIER.

VU le Mémoire ci-dessus ; les Pieces y jointes ; la Requête à nous présentée par le sieur Sibié ; l'Avis de Me. Montagnier, Docteur en Médecine, & Doyen du College des Médecins de cette Ville ; les Conclusions du Procureur du Roi : Tout considéré :

Nous, MAIRE, ÉCHEVINS & ASSESSEUR, Conseillers du Roi, Lieutenans-généraux de Police de cette Ville de Marseille.......... avons permis au sieur Sibié l'impression & la distribution du susdit Mémoire. Fait à Marseille, dans l'Hôtel de Ville, le 22 Mars 1770.

LEJEANS, Assesseur.

ENREGISTRÉ & Registrés au Greffe de la Police.

Signé, LOMBARD.

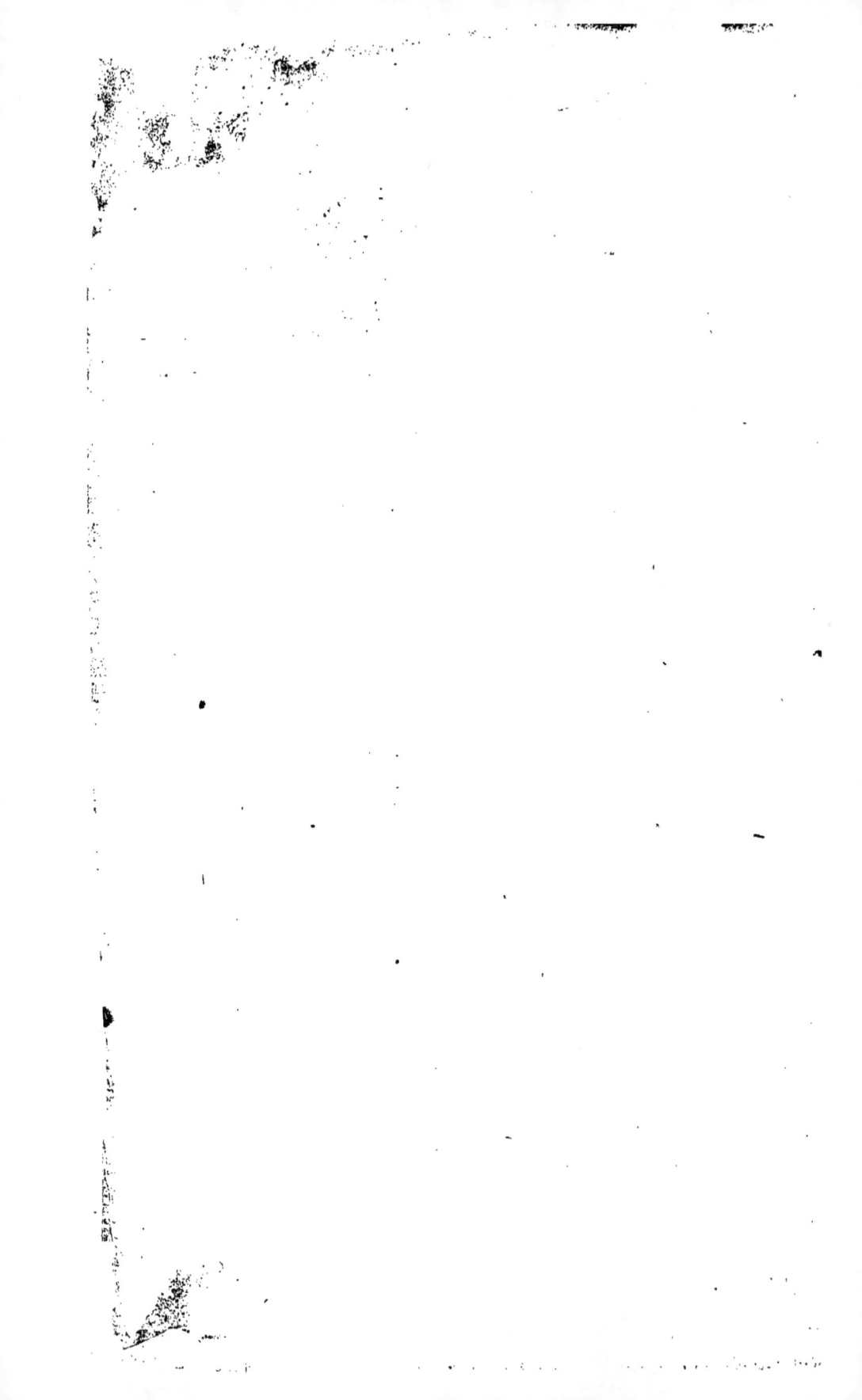

www.ingramcontent.com/pod-product-compliance
Lightning Source LLC
Chambersburg PA
CBHW070832210326
41520CB00011B/2224